Docteur TERSON Père

Membre de la Société de Médecine de Toulouse,
de la Société française d'ophtalmologie,
C[t] de la Société d'ophtalmologie de Paris.

Tumeurs intraoculaires et Glaucome foudroyant

Erreur inévitable de diagnostic et recherche du meilleur mode d'intervention dans les cas douteux.

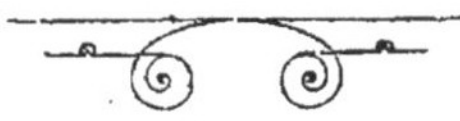

TOULOUSE
Imp. MARQUÉS & Cie
22, Boulevard de Strasbourg, 22

1901

Tumeurs intraoculaires et Glaucome foudroyant

Erreur inévitable de diagnostic et recherche du meilleur mode d'intervention dans les cas douteux.

Par le Dr TERSON père [1].

Au moment de l'ouverture, au Congrès annuel de la Société française d'ophtalmologie, de la discussion du rapport confié à M. de Wecker « sur la valeur de l'iridectomie dans le glaucome », question de première importance, mais aussi très complexe, il n'est pas sans intérêt de rappeler l'attention sur les difficultés que peut présenter, au point de vue pratique, l'hypertension glaucomateuse qui surgit tout à coup au cours de l'évolution des néoplasmes intraoculaires, et le rôle que peuvent y jouer l'iridectomie et les opérations destinées à la remplacer ou à la seconder.

M. de Wecker n'en parle point dans son travail, et malgré la différence d'origine du glaucome *primitif* et de celui qui est *symptomatique* d'un néoplasme, il y a là une légère lacune; car, pour l'auteur précédent [2], « le glaucome (c'est-à-dire la constatation d'un certain degré d'hypertension de l'œil avec ses diverses conséquences) n'est pas une entité morbide, c'est un symptôme [3] qui peut compliquer toute affection oculaire. » Un œil devient dur aussitôt que l'équilibre entre la sécrétion et l'excrétion des liquides intraoculaires est rompu, de telle manière que la quantité de liquide contenu dans la coque oculaire soit devenue excessive. Cette rupture d'équilibre, *quelle qu'en soit la cause*, fera naître une augmentation de la pression normale contre les parois de l'organe, et l'accentuation de cette pression amènera une distension consécutive des

(1) Communication faite à la Société de médecine de Toulouse, dans la séance du 1er mai 1901.

(2) De Wecker, *Manuel d'ophtalm.*, p. 402.

(3) J'aurais préféré le mot « syndrome ».

parties les moins résistantes du globe oculaire. Si la pression a lieu en arrière de l'iris et du cristallin, celui-ci sera fortement repoussé en avant, ainsi que la périphérie de l'iris, tendant à oblitérer les orifices du tissu réticulé qui sert à la filtration et à l'échappement du trop plein de l'humeur aqueuse. Le nerf optique sera de son côté refoulé en arrière ; d'où une cécité rapide si la compression des éléments nerveux optico-rétiniens est tout à coup très intense ; ou une perte lente de la vision par rétrécissement progressif du champ visuel, si la compression de la rétine et du nerf optique n'atteint pas d'un seul coup un degré très élevé.

Tels sont, en peu de mots, les résultats bien connus de l'hypertension oculaire subite et violente ou relativement lente et modérée.

Un point de détail, de première importance pour l'appréciation de ce qui va suivre, mérite d'être rappelé ici, à propos de la forme la plus aiguë du glaucome, seule en cause dans le travail actuel. Tandis que, dans les cas d'hypertension modérée, l'examen à l'ophtalmoscope reste facile et permet de suivre pas à pas les modifications subies par les membranes profondes et par leurs vaisseaux, une sorte d'œdème enlève à la cornée toute transparence et rend le fond de l'œil *inéclairable*, dans les cas d'hypertension très accentuée. Aussi le diagnostic du glaucome aigu se pose-t-il uniquement d'après ses signes purement extérieurs : l'aspect dépoli de la cornée et son anesthésie, la dureté pierreuse du globe oculaire, l'invasion soudaine du mal, la perte complète ou presque complète de la vision.

Mais ces signes, qui caractérisent suffisamment l'accès de glaucome aigu pour qu'un praticien de quelque expérience puisse éviter une erreur de diagnostic, ne suffisent pas, même accompagnés de phénomènes généraux graves, pour permettre d'affirmer avec certitude que cet accès est ou non symptomatique de la présence d'un néoplasme de la choroïde (sarcome, mélano-sarcome) ou de la rétine (gliome). Selon le témoignage [1] d'un des auteurs les plus compétents en la matière, qui a lui-même publié un traité du sarcome intraoculaire : « Comme le tableau des symptômes de l'œil envahi ressemble absolument à celui du glaucome inflammatoire ordinaire, il est difficile ou même impossible d'établir dans ce stade un diagnostic exact »; c'est-à-dire de pouvoir affirmer s'il s'agit d'un glaucome primitif ou d'une hypertension symptomatique d'une tumeur intraoculaire).

L'observation rare qui suit démontre même qu'on peut être parfois entraîné à commettre inévitablement une erreur susceptible d'avoir de fâcheuses conséquences, si l'on n'y remédiait promptement.

Obs. I. — Il y a un an, fut amenée à ma clinique, dans un état d'angoisse extrême, une femme, âgée de 36 ans, habitant Caussade (Tarn-et-Garonne). Elle avait été prise, *depuis 6 jours seulement*, de vives douleurs de tête accompagnées de vomissements et frappée, *48 heures après*, de cécité complète de l'œil gauche. Le pouls était très fréquent, la température élevée, la langue rouge-sombre et sèche, comme dans les infections générales déjà avancées. Fait capital, *elle ne s'était jamais aperçue auparavant du plus léger trouble de la vue, pas plus du côté atteint que de l'autre.*

L'œil présentait les signes classiques du glaucome inflammatoire le plus accentué et il était *inéclairable*. Il fallait donc renoncer à toute idée de poser le diagnostic de l'absence ou de l'existence d'une tumeur intraoculaire à l'aide de l'ophtalmoscope. En vain j'essayai d'utiliser l'illumination électrique : de quelque côté que l'on mît la petite lampe spéciale au contact de l'œil, celui-ci s'illuminait bien, mais aucune partie du segment antérieur ne se montrait plus obscure.

L'âge de la malade (36 ans) témoignait peu en faveur d'un glaucome essentiel, plus fréquent chez les femmes, mais rare avant 40 ans, bien qu'on en rencontre et que j'en aie vu *très exceptionnellement* des exemples chez des sujets plus jeunes. D'autre part, l'affirmation réitérée de la malade, malgré mon insistance, qu'elle n'avait jamais éprouvé auparavant la moindre atteinte à son œil, le petit nombre de jours écoulés depuis le début des accidents, faisaient éloigner l'hypothèse d'un glau-

(1) Fuchs. — *Manuel d'ophtalm.*, p. 358.

come symptomatique d'un néoplasme intraoculaire, passé jusque-là entièrement inaperçu.

Il fallait cependant prendre un parti sans retard en raison de la gravité de l'état général, et je me décidai à pratiquer une iridectomie en quelque sorte *exploratrice*[1], prêt à me rabattre sur l'énucléation si la malade n'en éprouvait un soulagement immédiat[2].

Mais cette détente procura à peine deux ou trois nuits d'un calme relatif et, l'œil restant presqu'aussi dur et douloureux qu'avant l'intervention, je dus, quelques jours après, procéder à l'énucléation, qui fut d'ailleurs d'une extrême facilité, comme elle l'est toujours dans les cas de forte hypertension.

Voici la pièce remise à notre collègue M. Rispal, qui a bien voulu la faire durcir dans le formol et l'ouvrir en ma présence. Nous n'avons pas été surpris d'y trouver une tumeur : il le fallait même absolument pour justifier l'insuffisance de l'iridectomie qui sans cela nous aurait sans doute donné un plein succès.

Le néoplasme était, comme on peut le voir, un sarcome

(1) Panas et Rochon-Duvigneaud. — *Le glaucome et les néoplasmes intraoculaires.*

(2) J'ai fait, pendant une vingtaine d'années, l'excision de l'iris *aussi large et aussi périphérique que possible* (selon le précepte de de Graefe) en incisant l'œil au lieu d'élection, soit à la pique, soit par ponction et contre-ponction avec un couteau étroit. Pendant cette période, où nous ne disposions pas des avantages inappréciables de l'anesthésie par la cocaïne, j'ai vu deux fois une hémorragie *expulsive* détruire en un instant les espérances que de très bonne foi j'avais données au malade. Depuis que je pratique l'iridectomie en me servant pour l'incision de l'œil du procédé de sclérotomie antérieure de Wecker légèrement modifié, qui laisse un pont protecteur contre la luxation du cristallin et ses suites, *je n'ai plus éprouvé d'accidents opératoires.* (Voir *Bulletin de la Soc. franç. d'opht.* 1885 : Terson, de la scléro-iridectomie dans le glaucome, et *Bulletin de la Soc. d'opht. de Paris*, 1889.)

J'ai récemment essayé, dans un cas des plus graves, de faire, trois jours avant l'iridectomie, une petite sclérotomie *antérieure*, comme l'a indiqué de Wecker, et l'effet m'en a paru bon pour l'exécution ultérieure très correcte de l'opération ; mais cette double intervention, à si peu de jours d'intervalle, qu'il ne serait pas toujours facile de faire accepter des malades, ne me paraît vraiment nécessaire que pour les cas les plus graves, où l'hypertension a presqu'entièrement supprimé la chambre antérieure.

d'un petit volume, mais *très vascularisé*. Nous eûmes ainsi une nouvelle démonstration du fait, d'ailleurs connu, que ce n'est pas la réduction directe de la cavité oculaire par le volume des tumeurs qui cause en pareil cas les accidents glaucomateux et leur donne toute l'intensité possible, mais bien l'exsudation considérable et subite que peut, en un instant, provoquer la compression ou même l'oblitération d'un certain nombre de veines choroïdiennes ou de vaisseaux du néoplasme ; exsudation qui chasse devant elle la rétine (par un mécanisme semblable à celui de l'hémorrhagie expulsive), en la repliant de toute part vers le centre de l'œil, et pousse le cristallin et l'iris contre la cornée, enlevant ainsi toute issue aux liquides intraoculaires. Cet exsudat doit-il être considéré, dans le cas actuel, comme en partie formé par le corps vitré après décollement et probablement déchirure de la rétine fortement distendue ? Je suis porté à le croire ; car il paraît difficile d'admettre que le corps vitré ait pu être résorbé entièrement en quelques jours. Quoi qu'il en soit, il est avéré, une fois de plus, que le glaucome symptomatique des tumeurs intraoculaires, contrairement à ce qui se passe pour le glaucome essentiel, est accompagné le plus souvent de décollement de la rétine [1].

J'arrête là ces détails d'anatomie pathologique pour tâcher de tirer de cette observation le profit qu'elle comporte au point de vue clinique.

Nous avons assisté chez notre malade à la faillite de

(1) Les cas de ce genre ne sont heureusement pas toujours d'une interprétation aussi difficile. Je fus consulté, il y a une douzaine d'années, par un homme âgé de 45 ans, dont l'œil gauche, déjà affaibli, avait été subitement atteint d'un accès de glaucome aigu de faible intensité, et je ne fus pas peu surpris d'apercevoir dans le fond de l'œil, comme à travers un brouillard, une tumeur assez saillante, de forme arrondie, au devant et autour de laquelle on voyait un léger soulèvement de la rétine. Je pratiquai sans retard l'énucléation, et notre collègue M. Tapie trouva un sarcome blanc de la choroïde (forme plus rare que le mélano-sarcome). Ce malade a survécu 8 à 9 ans à ma connaissance, sans récidive locale ni métastatique. J'ai fini par le perdre de vue.

l'iridectomie, motivée et expliquée par la constatation d'une tumeur intraoculaire. Mais par quoi remplacer cette intervention quand, en présence d'un glaucome foudroyant, l'impossibilité d'éclairer l'œil par tous les moyens nous permet de soupçonner seulement l'existence d'un néoplasme ? Faut-il immédiatement supprimer l'organe coupable ou présumé tel ?

Le cas suivant, que je citerai en terminant (car rien ne vaut l'observation précise des faits), indique, je crois, la conduite la plus sage à tenir dans ces circonstances difficiles.

Obs. II. — M. X..., âgé de 68 ans, ne pouvant quitter son lit, me fit mander par dépêche, il y a environ deux ans. Il était, depuis trois semaines, en proie aux douleurs et à la réaction générale d'une hypertension extrême de son œil droit, perdu par irido-choroïdite avec oblitération pupillaire complète, et il était surtout très inquiet, parce qu'un de nos plus distingués confrères avait, quelque temps auparavant, constaté un décollement de la rétine et prononcé le gros mot de tumeur (toutefois sans affirmation absolue).

Il demandait un soulagement immédiat, comme l'exigent toujours les malades qui ont fait venir le médecin d'un peu loin. Que faire, après l'insuccès reconnu par le médecin ordinaire de tous les narcotiques sous toutes les formes, l'état du malade ne permettant pas de lui proposer l'énucléation immédiate ?

Après instillations de cocaïne, les paupières entr'ouvertes avec mes doigts, le malade regardant en dedans et en bas, et sans fixer l'œil autrement, je pratiquai une ponction de la sclérotique à 6 à 7 millimètres en arrière de la cornée, entre les muscles droits supérieur et interne, avec un couteau de Graefe que je retournai dans la plaie en le retirant, pour obtenir les dimensions et la forme d'une piqûre de sangsue ayant peu de tendance à la cicatrisation.

Deux heures après, le patient nous exprimait sa satisfaction en causant avec son médecin et moi, comme s'il n'avait pas été malade. Depuis deux ans, il est mieux portant que jamais et n'a pas eu d'autre attaque de glaucome. Il reste seulement sur la sclérotique une cicatrice légèrement acuminée, qui est sans doute une soupape de sûreté pour le trop-plein de la cavité oculaire.

Le fond de cet œil recèle-t-il un sarcome sous la rétine décollée, comme a paru le croire notre confrère précédemment consulté ? C'est son secret, et ce n'est pas impossible ; car ces tumeurs ont quelquefois une évolution des plus lentes. Voici une pièce qui en est une preuve irrécusable. C'est un œil énucléé en ma présence, il y a environ deux mois, par mon fils Jean Terson, dans lequel j'avais diagnostiqué une tumeur, cinq ans auparavant. Ici, comme on peut le voir, il s'agit d'un mélano-sarcome qui emplit l'œil presque entièrement. La malade, qui avait refusé d'abord toute intervention pour son œil, fut opérée par un de nos confrères d'un néoplasme de mauvaise nature survenu près des voies génitales externes deux ans plus tard, et n'a été forcée d'avoir de nouveau recours à notre assistance que trois ans après cette intervention.

Je conclus en disant :

Si l'on a la certitude que les accidents d'hypertension ont pour origine une tumeur intraoculaire, il faut énucléer l'œil sans retard.

S'il y a impossibilité matérielle à fixer le diagnostic étiologique d'une manière précise, surtout si l'œil est atteint de décollement de la rétine et d'irido-choroïdite avec occlusion pupillaire, et qu'il y ait d'autre part urgence à apporter au malade quelque soulagement, il ne faut pas faire une iridectomie exploratrice (Panas et Rochon-Duvigneaud), mais bien une *sclérotomie postérieure en piqûre de sangsue*, qui tiendra lieu pour un temps indéterminé et variable de soupape de sûreté.

Si toutefois les accidents glaucomateux ou d'autres signes venaient donner une probabilité plus grande de l'existence d'un néoplasme intraoculaire, l'ablation de l'œil s'imposerait à bref délai.

Toulouse. — Imp. Marqués et Cie, boulevard de Strasbourg, 22.

www.ingramcontent.com/pod-product-compliance
Ingram Content Group UK Ltd.
Pitfield, Milton Keynes, MK11 3LW, UK
UKHW022157260726
13993UKWH00005B/2429